Entraînements Pilates Muraux Pour Femmes

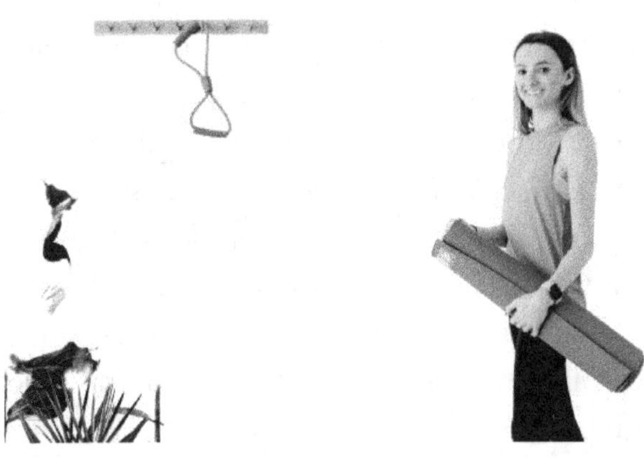

Le défi de sculpture corporelle de 30 jours pour tonifier vos abdominaux et vos fessiers avec des exercices étape par étape

Stacey R. Smith

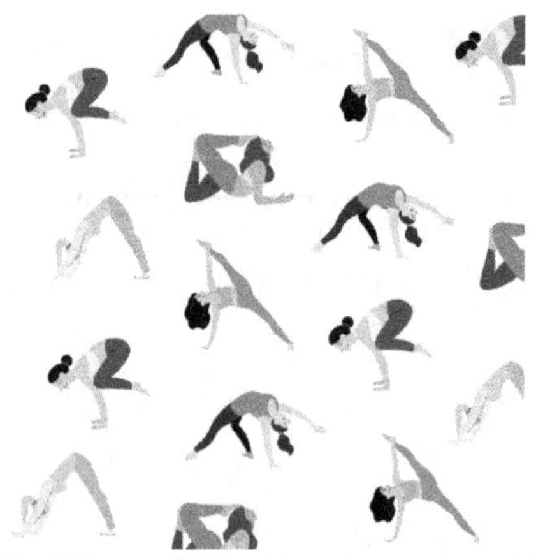

TABLE DES MATIÈRES

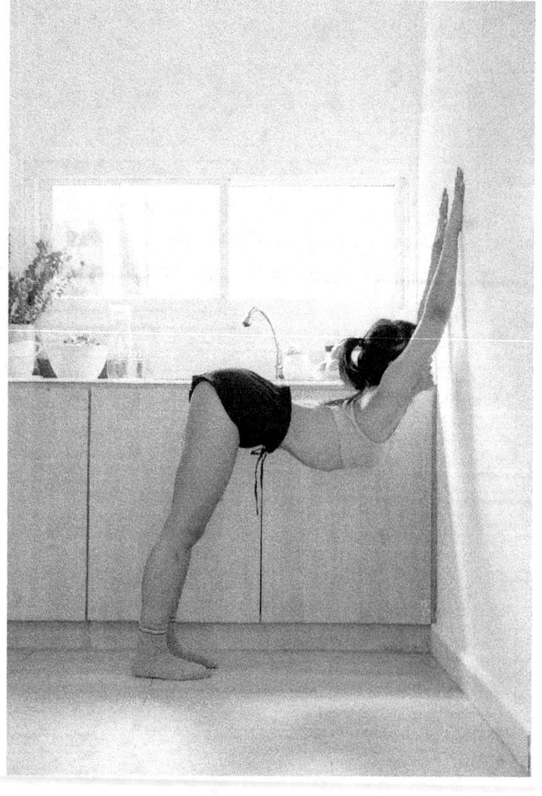

INTRODUCTION

Evelyn, une femme pleine de vie qui avait élégamment atteint la soixantaine, résidait dans une banlieue paisible. Malgré son âge, elle était déterminée à être active et vivante. Un jour, elle est tombée sur ce livre fantastique en parcourant Internet. Elle a décidé de donner une chance car elle était intriguée par la perspective d'essayer quelque chose de nouveau.

En lisant le livre, Evelyn a découvert une multitude d'exercices utilisant un mur comme support et résistance. Elle a commencé à mettre en œuvre ces activités dans son régime habituel avec détermination. Les étirements légers et les exercices de renforcement étaient exactement ce dont elle avait besoin pour améliorer sa flexibilité et sa force de base.

Evelyn a été témoin de changements étonnants dans son corps après des semaines de pratique constante. Sa posture s'est améliorée et elle s'est sentie plus flexible dans ses articulations qu'elle ne l'avait été depuis des années. Le mur est devenu son compagnon d'entraînement fiable, lui permettant d'avancer à son propre rythme et avec moins de risques de blessures.

Son énergie accrue s'est répandue dans tout le quartier, incitant d'autres femmes de son âge à essayer le Pilates mural.

La vie d'Evelyn a changé au fil des saisons. Elle a acquis non seulement des avantages physiques, mais également un sentiment d'utilité revitalisé grâce à ses pratiques de Pilates murales.

Evelyn a prospéré jusqu'à la soixantaine et au-delà grâce à son programme mural de Pilates et à sa nouvelle communauté, montrant que l'âge n'était qu'un nombre et que les idées incluses dans ce livre pouvaient réellement changer des vies.

Avantages du Pilates pour les femmes

1. Stabilité et résistance du noyau : Le Pilates se concentre sur les muscles profonds du tronc, tels que les abdominaux transversaux, le plancher pelvien et le multifidus. Ceci est particulièrement avantageux pour les femmes car cela améliore la stabilité du tronc, ce qui entraîne une meilleure posture, moins d'inconfort au dos et un meilleur soutien de la colonne vertébrale.

2. Muscles toniques et maigres : Le Pilates se concentre sur des mouvements régulés et précis qui stimulent plusieurs groupes musculaires en même temps. Il en résulte des muscles toniques et fins qui ne sont pas volumineux, donnant aux femmes une apparence sculptée et épurée.

3. Flexibilité accrue : Les étirements et les exercices dynamiques du Pilates améliorent la flexibilité et l'amplitude des mouvements. Une flexibilité améliorée peut vous aider à éviter les blessures, à mieux performer dans le sport et à vous déplacer avec plus de grâce et de fluidité.

4. Amélioration de la posture : La vie moderne entraîne parfois une mauvaise posture, notamment en cas de position assise prolongée et d'utilisation d'un smartphone. Le Pilates aide les femmes à devenir plus conscientes de leur posture et développe les muscles nécessaires pour rester droites et alignées. Cela peut aider à éviter les épaules arrondies, l'affaissement et d'autres inconforts.

5. Réduction du stress et connexion corps-esprit : Le Pilates se concentre sur les mouvements réfléchis, la respiration régulée et la conscience du moment présent. Ces parties se combinent pour former un aspect contemplatif de la pratique, qui aide les femmes à gérer le stress, à réduire l'anxiété et à améliorer la clarté mentale.

6. Avantages prénatals et postnatals : Le Pilates peut être adapté aux besoins changeants des femmes pendant la grossesse et après leur convalescence. Il renforce les muscles qui soutiennent la colonne vertébrale, le bassin et l'abdomen, ce qui peut aider à soulager les douleurs liées à la grossesse et à la récupération post-partum.

7. Santé du plancher pelvien : Le Pilates contient des mouvements qui activent et développent les muscles du plancher pelvien. Des muscles forts du plancher pelvien aident au contrôle de la vessie et des intestins, contribuent au plaisir sexuel et aident à prévenir des difficultés comme l'incontinence.

8. Santé des articulations et prévention des blessures : Les mouvements Pilates ont peu d'impact et ménagent les articulations, ce qui les rend idéaux pour la santé des articulations et la prévention des blessures. Ceci est particulièrement crucial pour les femmes, qui sont prédisposées à des maladies telles que l'ostéoporose et les douleurs articulaires. Le Pilates améliore la mobilité et la stabilité des articulations, ce qui réduit les risques de blessures et favorise la santé des articulations à long terme.

9. Conscience accrue du corps : Le Pilates permet aux femmes de bien comprendre leur mécanique corporelle et leurs schémas de mouvement. Cette conscience corporelle accrue se traduit par une meilleure coordination, un meilleur équilibre et une meilleure efficacité des mouvements dans les tâches quotidiennes.

10. Entraînements individualisés : Le Pilates propose une variété d'exercices qui peuvent être adaptés au niveau de forme physique et aux objectifs de chacun. En raison de sa polyvalence, il convient aux femmes de différents âges et niveaux de forme physique.

Comment ce livre peut vous aider à atteindre vos objectifs de remise en forme

1. Guide complet : Votre livre est un guide complet qui guide les lecteurs tout au long du processus d'introduction des routines Wall Pilates dans leur programme de remise en forme, étape par étape. Il donne aux lecteurs des instructions précises et détaillées pour chaque exercice, garantissant qu'ils bougent correctement et efficacement.

2. Défi de 30 jours prévu : Le défi de 30 jours mentionné dans votre livre propose aux lecteurs une stratégie planifiée à suivre. Cette stratégie évite l'incertitude et l'indécision en offrant aux lecteurs un chemin défini à suivre pendant un mois. Cette approche méthodique aide à établir un programme de remise en forme cohérent et maintient les participants engagés.

3. Routines ciblées : L'accent mis par les routines de votre livre sur les abdominaux et les fessiers répond aux objectifs de remise en forme populaires de nombreuses femmes. Le livre présente aux lecteurs une stratégie particulière pour créer un corps plus galbé et plus tonique en se concentrant sur ces domaines spécifiques.

4. Suivi des progrès : Tout au long du défi de 30 jours, votre livre encourage les lecteurs à suivre leurs progrès. Ceci est essentiel pour rester motivé et voir des résultats concrets. Les lecteurs peuvent rester impliqués et motivés tout en constatant leurs propres progrès en évaluant les changements dans les mesures, la force et l'endurance.

5. polyvalence : Votre livre souligne la polyvalence des pratiques du Wall Pilates tout en présentant un défi planifié sur 30 jours. Cela implique que les lecteurs peuvent continuer à faire ces entraînements une fois les 30 jours écoulés, en modifiant l'intensité et la diversité pour répondre à leurs objectifs changeants de condition physique.

6. Concepts Pilates Éducation : Le livre va au-delà de la simple présentation de routines d'entraînement en enseignant aux lecteurs les concepts du Pilates. Ces informations aident les lecteurs à comprendre le « pourquoi » derrière les entraînements, en établissant un lien plus fort avec leur parcours de remise en forme et en leur permettant de prendre des décisions éclairées.

7. Flexibilité et commodité : Les entraînements Wall Pilates peuvent être effectués dans une petite zone avec peu d'équipement. Cette facilité d'utilisation permet aux lecteurs d'intégrer les entraînements dans leurs routines quotidiennes, que ce soit à la maison ou sur la route.

8. Lien esprit-corps : Le lien corps-esprit inhérent au Pilates est souligné dans votre livre. Le livre propose une approche holistique de l'exercice qui améliore le bien-être physique et émotionnel en informant les lecteurs sur les méthodes de respiration, l'alignement et les mouvements conscients.

9. Encouragement et inspiration : Incluez des suggestions motivantes, des histoires de réussite et des citations tout au long du livre pour encourager les lecteurs à rester dévoués à leur parcours de remise en forme. Ce renforcement positif peut aider les lecteurs à surmonter les obstacles et à maintenir leur motivation tout au long du défi de 30 jours et au-delà.

10. Changement de mode de vie à long terme : Votre livre jette les bases d'un changement potentiel de style de vie à long terme en présentant aux lecteurs un défi structuré et en leur enseignant les concepts du Pilates. Les lecteurs peuvent intégrer les principes et les activités qu'ils apprennent dans leur pratique d'entraînement régulière, ce qui entraîne des avantages pour la santé à long terme.

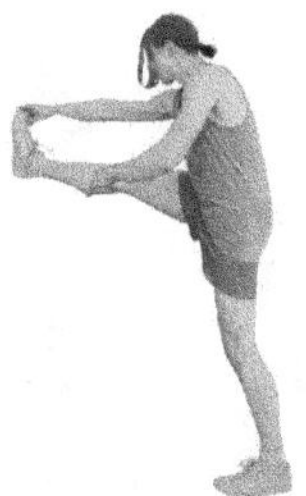

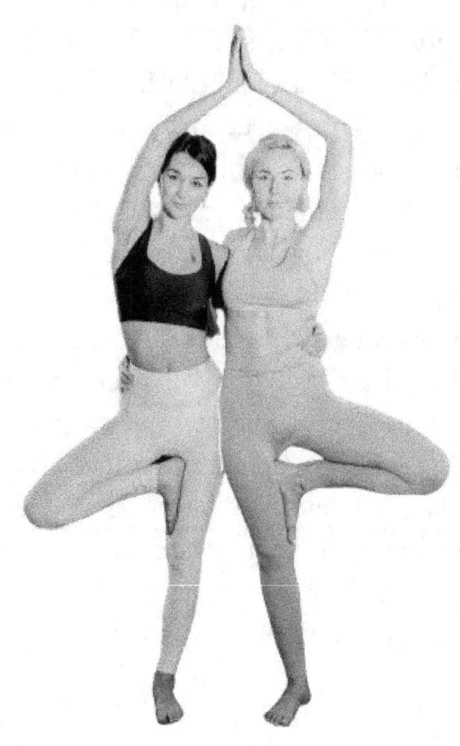

Chapitre 1 : Démarrer avec Wall Pilates

Comprendre les bases du Pilates

1. Origines et principes : Le Pilates est un type d'exercice créé par Joseph Pilates au début du XXe siècle. Il est fondé sur un ensemble de concepts qui mettent l'accent sur l'importance de la force de base, de la flexibilité et du contrôle des mouvements, ainsi que sur la connexion entre l'esprit et le corps. La pratique du Pilates repose sur les principes suivants :

2. Centrage : Le Pilates met l'accent sur la notion de noyau fort et stable, parfois appelé « centrale électrique ». Cet engagement central sert de base au mouvement et aide à maintenir l'alignement général du corps.

3. Contrôle : Le Pilates met l'accent sur la précision et le contrôle. Les mouvements sont exécutés avec un contrôle ciblé et intentionnel, en mettant l'accent sur la qualité plutôt que sur la quantité.

4. Flux : Le Pilates favorise des mouvements fluides et fluides qui relient un exercice au suivant. Cela améliore la coordination et produit une sensation d'élégance et de fluidité dans le mouvement.

5. Respiration : Le Pilates nécessite une bonne respiration. Une respiration profonde et régulée augmente l'apport d'oxygène, aide à la relaxation et favorise l'engagement musculaire de base.

6. Précision : En Pilates, l'attention portée à la précision et à l'alignement est essentielle. Chaque action est exécutée avec précision, garantissant que les muscles appropriés sont engagés et que les articulations sont correctement positionnées.

7. attention : Le Pilates demande attention et concentration. Les praticiens établissent une forte connexion corps-esprit en étant totalement présents dans chaque action.

8. Force et stabilité du noyau : L'accent du Pilates est mis sur le développement d'un tronc solide et stable. Cela englobe les muscles abdominaux, du bas du dos, des hanches et du plancher pelvien. Un noyau solide protège la colonne vertébrale, améliore la posture et sert de base au mouvement et à l'équilibre.

9. Méthodes de respiration : Le Pilates utilise des méthodes de respiration particulières pour améliorer l'efficacité des mouvements. Respirer sur les côtés de la cage thoracique, en étirant la cage thoracique à 360 degrés, est la technique de « respiration thoracique latérale ». Ce type de respiration sollicite les muscles centraux tout en favorisant la relaxation.

10. Connexion corps-esprit : Le Pilates met l'accent sur la connexion corps-esprit. Il est demandé aux praticiens de se concentrer sur les sensations et les mécanismes de la pratique tout en étant complètement présents dans chaque mouvement. Cette pratique de pleine conscience augmente la conscience corporelle, diminue les tensions et favorise la relaxation.

Équipements nécessaires pour les entraînements de Pilates mural

1. Mur : Bien sûr, « l'équipement » le plus crucial pour les entraînements Wall Pilates est le mur lui-même. Un mur solide et lisse agit comme un point d'ancrage et un support pour une variété d'entraînements. Le mur offre résistance et stabilité, vous permettant d'exercer efficacement différentes zones musculaires.

2. Tapis d'exercice : Bien qu'un tapis d'exercice ne soit pas toujours nécessaire, il peut apporter confort et amorti pour les activités Wall Pilates au sol. C'est particulièrement bénéfique pour les activités qui nécessitent de s'allonger ou de s'agenouiller contre un mur.

3. Bandes de résistance : Des bandes de résistance peuvent être utilisées pour augmenter la difficulté de plusieurs mouvements de Wall Pilates. Vous pouvez attacher la bande de résistance au mur ou à votre corps pour augmenter la résistance qui cible certaines régions musculaires.

4. Blocs ou coussins de yoga : Ceux-ci peuvent être utilisés pour apporter un soutien ou pour modifier l'amplitude des mouvements de certains exercices. Par exemple, lors des planches murales, vous pouvez placer des blocs de yoga sous vos mains pour vous surélever légèrement et rendre l'activité plus accessible.

5. petite boule de stabilité : Un petit ballon de stabilité peut être utilisé lors d'entraînements spécifiques pour apporter du défi et du soutien. Il peut être positionné entre votre corps et le mur pour aider à engager les muscles centraux ou à obtenir un alignement parfait.

6. Serviettes ou disques glissants : Pour ajouter un aspect glisse à vos activités, utilisez des serviettes ou des disques glissants sous vos mains ou vos pieds. Cela augmente la difficulté et active davantage de groupes musculaires, notamment ceux engagés dans des mouvements de stabilisation.

7. Poids aux chevilles : Pour les praticiens plus avancés, des poids aux chevilles peuvent être utilisés pour augmenter les entraînements du bas du corps. Les poids aux chevilles peuvent fournir une résistance tout en tonifiant et en renforçant les jambes et les fessiers.

8. Poids à main ou haltères : Pour une résistance accrue, certaines routines Wall Pilates peuvent être modifiées pour inclure des poids à main ou des haltères. Cela pourrait aider à renforcer les muscles du haut du corps et à les mettre au défi.

9. Boucles de résistance : Les boucles de résistance, comme les bandes de résistance, peuvent être utilisées pour offrir résistance et engagement lors de certaines activités. Ils peuvent être enroulés autour de vos jambes ou de vos bras pour augmenter l'intensité de votre entraînement.

10. Bouteille d'eau ou serviette : Il est essentiel de rester hydraté tout au long des entraînements. Garder une bouteille d'eau et une serviette à portée de main vous permet de rester hydraté et d'essuyer la transpiration si nécessaire.

Précautions de sécurité

consulter un praticien : Avant de commencer tout nouveau programme d'entraînement, surtout si vous avez des problèmes de santé ou des blessures sous-jacentes, consultez un professionnel de la santé ou un expert en conditionnement physique pour confirmer que Wall Pilates vous convient.

Commencez lentement : Si vous débutez dans le Pilates ou le fitness en général, commencez par des exercices adaptés aux débutants et progressez vers des mouvements plus avancés. Cela aide votre corps à s'adapter et réduit le risque de dommage.

Maintenir un bon alignement : Maintenez un bon alignement lors de chaque entraînement. Une forme inappropriée pourrait entraîner des tensions ou des dommages. Faites attention aux instructions des routines Wall Pilates que vous avez choisies concernant l'alignement de la colonne vertébrale, le placement des articulations et l'engagement musculaire.

Écoutez votre corps : Si vous ressentez une douleur, un inconfort ou une tension excessive pendant l'exercice, arrêtez immédiatement. Pousser à travers la douleur peut entraîner des dommages. Les exercices qui ne conviennent pas à votre corps doivent être modifiés ou ignorés.

Échauffement et récupération : Commencez toujours par un échauffement complet et terminez par une récupération calme. Ces activités aident votre corps à se préparer à l'entraînement et à la récupération.

Respiration: Pendant les entraînements, concentrez-vous sur de bonnes méthodes de respiration. Retenir votre souffle peut provoquer des tensions et endommager votre forme. La coordination de la respiration et du mouvement est requise.

Hydratation : Buvez beaucoup d'eau avant, pendant et après vos entraînements. L'hydratation améliore les performances globales et réduit la lassitude.

Programme d'échauffement

Il est essentiel d'échauffer votre corps pour faire de l'exercice, car cela augmente le flux sanguin, augmente la température corporelle et détend les muscles. Voici un exemple de routine d'échauffement pour vos séances de Wall Pilates :

Marche en position : Commencez par 2-3 minutes de marche facile sur place. Cela augmente votre fréquence cardiaque et votre flux sanguin.

Cercles de bras : Levez-vous et écartez vos bras sur les côtés pour faire des cercles de bras. Faites de petits cercles avec vos bras, en augmentant progressivement la taille. Inversez l'orientation des cercles après 30 secondes.

Roulements du cou et des épaules : Faites rouler votre cou d'un côté à l'autre, en avant et en arrière. Ensuite, faites des rouleaux d'épaules en faisant pivoter vos épaules de manière circulaire.

Cercles de hanches : En vous tenant écartés de la largeur des hanches, effectuez des cercles de hanches. Placez vos mains sur vos hanches et déplacez vos hanches de manière circulaire. Changez l'orientation des cercles après 30 secondes.

Balançoires de jambes : À l'aide d'un support ferme, balancez une jambe vers l'avant et vers l'arrière dans un mouvement contrôlé. Balancez chaque jambe dix fois.

Portées latérales : Tenez-vous debout, les pieds écartés à la largeur des hanches pour les portées latérales. Tout en vous penchant doucement sur le côté, tendez un bras au-dessus du côté opposé. Changez de côté pour un total de 10 portées de chaque côté.

Respiration profonde: Prenez quelques secondes pour vous concentrer sur la respiration profonde. Inspirez profondément par le nez, étendez votre cage thoracique et expirez doucement par la bouche.

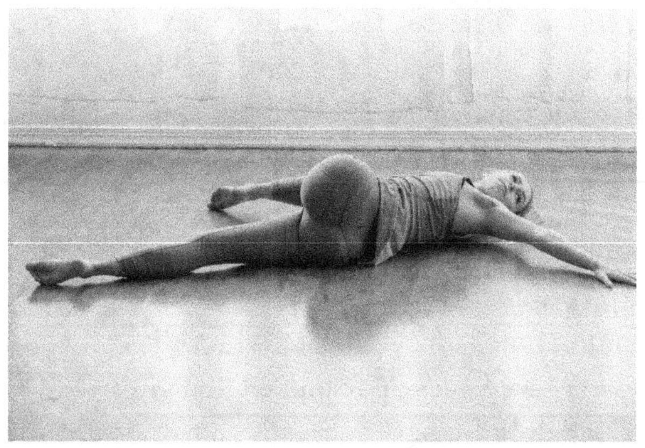

Chapitre 2 : Zones cibles : abdominaux et fessiers

Cibler les abdominaux

Mouvements contrôlés : Le Pilates se concentre sur des mouvements lents, contrôlés et précis qui stimulent les muscles centraux lors de chaque exercice. Cette méthode régulée garantit une stimulation constante des muscles abdominaux, offrant ainsi un excellent exercice de base.

Contraction isométrique : De nombreux exercices Pilates incluent des contractions isométriques, dans lesquelles vous maintenez une position tout en activant vos muscles sans bouger. Cet engagement statique, courant dans les entraînements tels que les variantes « Cent » ou planches, concentre les muscles abdominaux profonds et augmente l'endurance.

Des centaines de Pilates : Pilier du Pilates, l'exercice « Centaines » intègre des schémas respiratoires régulés tout en gonflant les bras de haut en bas. Cet entraînement teste le tronc en exigeant de la stabilité, des mouvements contrôlés et une synchronisation de la respiration.

Exercices de Roll-Up et Roll-Down : Les exercices d'enroulement et de déroulement exigent une articulation contrôlée de la colonne vertébrale tout en faisant travailler les muscles centraux de manière séquentielle. Ces exercices renforcent toute la zone abdominale.

Élévations de jambes : les élévations de jambes Pilates consistent à lever et abaisser les jambes tout en gardant le tronc engagé afin de stabiliser le bas du dos. Cet exercice se concentre sur les muscles abdominaux inférieurs et les fléchisseurs de la hanche.

Cibler les fessiers

Variantes du pont : Les fessiers sont efficacement ciblés par divers mouvements de pont dans le Pilates, tels que le curl pelvien, le pont sur une jambe et les impulsions du pont. Soulever les hanches du sol tout en activant les fessiers pour soutenir le bassin est le but de ces actions.

Coquilles : Les entraînements à clapet ciblent le moyen fessier, un muscle du côté de la hanche. Ce muscle est utilisé avec succès en élargissant et en fermant les jambes comme une coquille tout en maintenant un bon alignement.

Appuyez sur les jambes contre le mur : Les pressions de jambes contre le mur activent les fessiers lorsque vous appuyez vos jambes contre le mur dans Wall Pilates. Cet exercice offre une résistance tout en ciblant efficacement les muscles de la chaîne postérieure.

Fentes et squats : Les fentes et les variations de squats, même lorsqu'elles sont soutenues par un mur, activent les fessiers et les muscles du bas du corps. Lorsque vous vous concentrez sur une bonne forme et des mouvements contrôlés, le mur vous soutient.

Levées de jambes debout : Les levées de jambes debout contre le mur dans Wall Pilates ciblent les muscles fessiers, notamment le moyen fessier. Cela renforce les muscles latéraux de la hanche et améliore la stabilité globale de la hanche.

Travail des jambes allongées sur le côté : Des exercices de jambes latérales contre le mur peuvent également être inclus dans le Pilates mural. Ces exercices font travailler les muscles externes de la hanche et des fessiers tout en améliorant la stabilité et l'équilibre.

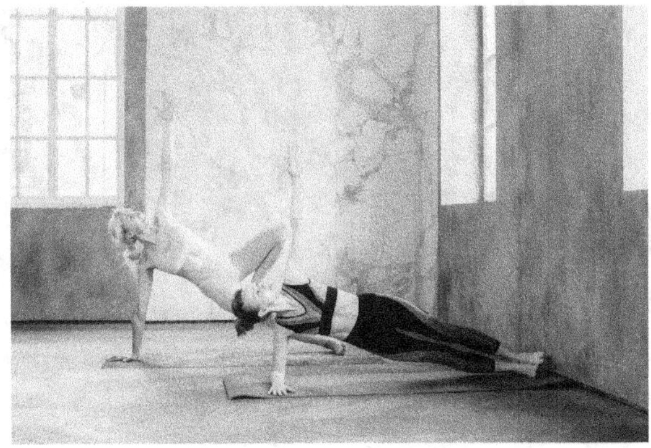

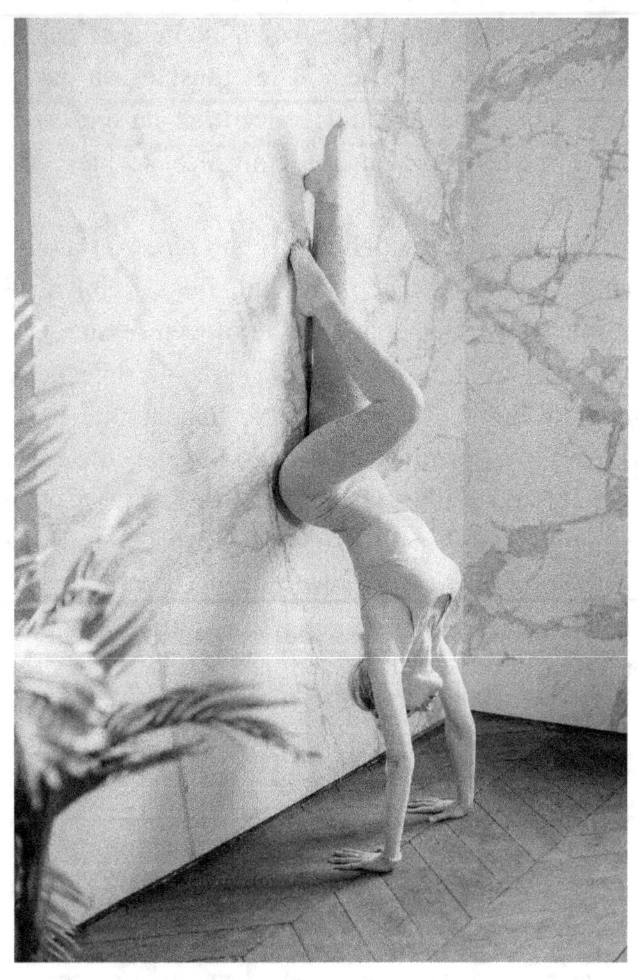

Chapitre 3 : Défi de sculpture corporelle de 30 jours

Aperçu du défi de sculpture corporelle de 30 jours

Le défi de sculpture corporelle de 30 jours est un programme concentré et planifié qui utilise les mouvements Wall Pilates pour aider les femmes à obtenir des gains visibles en termes de tonus musculaire, de force et de composition corporelle globale. Ce défi est conçu pour permettre un développement progressif d'exercices, permettant aux individus de commencer à leur niveau de forme physique actuel et de passer à des routines plus avancées au cours d'une période de 30 jours.

Jour 1 à 7

Pour apprécier pleinement le monde du Wall Pilates et son potentiel de transformation, trois concepts fondamentaux doivent être compris et appliqués : l'alignement, l'engagement du tronc et la régulation de la respiration. Ces concepts constituent le fondement d'une bonne pratique du Pilates et sont nécessaires pour obtenir les meilleurs résultats de votre défi de sculpture corporelle de 30 jours.

1. Alignement :L'alignement fait référence au placement idéal de votre corps pendant les activités. Maintenir un bon alignement est essentiel dans Wall Pilates pour optimiser l'efficacité de chaque action tout en évitant les tensions ou les blessures. Le mur est un outil utile pour vous guider vers le bon alignement. Voici ce que vous devez savoir :

- **Colonne neutre :** Que vous soyez debout, assis ou allongé, essayez de garder votre colonne vertébrale neutre. Cela signifie que les courbes naturelles de votre colonne vertébrale sont conservées, éliminant ainsi les tensions du dos et favorisant une meilleure posture.
- **Tête, épaules, hanches et pieds :**Lorsque cela est possible, gardez la tête, les épaules, les hanches et les pieds en ligne droite. Évitez de cambrer ou d'arrondir excessivement la colonne vertébrale.

2. Engagement musculaire de base : Le Pilates consiste à solliciter vos muscles centraux. Un noyau solide stabilise votre corps, soutient votre colonne vertébrale et améliore votre posture globale. L'activation du tronc est essentielle dans Wall Pilates pour une exécution optimale de l'entraînement. Voici comment impliquer votre cœur :

- **Dessinez le nombril :** Imaginez que vous tirez doucement votre nombril vers votre colonne vertébrale. Ce mouvement engage vos muscles abdominaux profonds, formant une base stable.
- **Gardez le noyau actif :** Tout au long des mouvements, gardez votre cœur doucement engagé. Il ne s'agit pas de tendre vos muscles jusqu'au point de rupture, mais plutôt de maintenir une légère contraction qui vous aide à bouger.

3. Contrôle de la respiration : Le contrôle de la respiration est un élément crucial du Pilates qui améliore la mobilité, la coordination et la relaxation. Une bonne respiration vous aide à vous connecter avec votre corps, à faciliter les mouvements et à activer vos muscles plus efficacement dans Wall Pilates. Voici comment mettre en œuvre le contrôle de la respiration :

- **Inspirer et expirer:** Inspirez et expirez profondément et régulièrement par le nez, en remplissant et en vidant vos poumons d'air à chaque inspiration et expiration.
- **Respiration coordonnée :**Adaptez votre respiration à vos mouvements. Inspirez pendant que vous vous préparez à bouger et expirez pendant que vous le faites. Le

contrôle de la respiration aide à maintenir l'attention et à accroître l'implication centrale.

Étirements doux des murs

Commencez par de simples étirements muraux avant de passer aux routines fondamentales du Pilates. Ces étirements vous aideront à vous habituer à utiliser le mur comme support et vous fourniront une introduction douce aux principes d'alignement et de placement du corps.

1. Étirement de l'épaule murale

Instructions:
Placez-vous à quelques centimètres du mur et faites-lui face.
Levez vos bras à hauteur d'épaule devant vous.
Appuyez doucement vos paumes sur le mur et déplacez le bout de vos doigts vers le haut.
Maintenez une position haute pour sentir l'étirement de vos épaules et de votre poitrine.
Maintenez l'étirement pendant 15 à 20 secondes tout en respirant profondément.
Éloignez-vous du mur tout en baissant lentement les bras.
Avantages:

Cet étirement ouvre la poitrine et les épaules, ce qui permet de lutter contre les conséquences d'une mauvaise posture.

Il permet de se familiariser avec le support du mur et favorise une posture droite.

2. Étirement des mollets

Instructions:

Debout face au mur, placez vos mains à hauteur d'épaules contre celui-ci.

Reculez avec un pied et pliez l'autre genou tout en gardant votre jambe arrière droite.

Penchez-vous en avant pour ressentir l'étirement du muscle du mollet de votre jambe arrière.

Maintenez l'équilibre tout en vous étirant pendant 15 à 20 secondes.

Répétez l'étirement avec la jambe opposée.

Avantages:

Cet étirement se concentre sur les muscles du mollet et améliore la flexibilité du bas du corps.

Il vous apprend à utiliser le mur pour vous équilibrer et vous soutenir pendant les étirements.

3. Étirement de la colonne vertébrale

Instructions:

Asseyez-vous sur le sol, dos au mur.

Rapprochez-vous du mur en étendant vos jambes devant vous.

Abaissez lentement votre dos au sol tout en escaladant le mur avec vos jambes.

Laissez vos bras pendre à vos côtés, paumes vers le haut.

Détendez votre colonne vertébrale et vos ischio-jambiers avec un simple étirement.

Respirez profondément pendant que vous vous détendez et maintenez la pose pendant 1 à 2 minutes.

Avantages:

Cet étirement donne une agréable décompression de la colonne vertébrale ainsi qu'un modeste étirement des ischio-jambiers.

Il vous familiarise avec la sensation d'appui mural en position allongée.

4. Étirement des fléchisseurs muraux de la hanche

Instructions:

Tenez-vous face au mur, à environ une longueur de bras.

Étendez une jambe derrière vous et posez le dessus de votre pied contre le mur.

Pliez légèrement votre genou avant et penchez-vous en avant, en sentant l'étirement du fléchisseur de la hanche de la jambe étendue.

Maintenez l'étirement pendant 15 à 20 secondes, puis passez à l'autre jambe.

Avantages:

Cet étirement cible les fléchisseurs de la hanche, qui peuvent devenir tendus en cas de position assise prolongée.

Il démontre comment le mur peut contribuer à l'équilibre et au soutien lors d'étirements dynamiques.

Techniques d'activation et de respiration de base

L'activation du tronc et les méthodes de respiration sont des éléments essentiels de programmes d'entraînement réussis et sûrs, notamment en Pilates.

1. Inclinaison du bassin

Instructions:

Allongez-vous sur le dos, les genoux pliés et les pieds à plat sur le sol.

Inspirez pour vous préparer, puis expirez en inclinant légèrement votre bassin vers le haut, en engageant vos muscles abdominaux inférieurs.

Inspirez pour relâcher l'inclinaison et revenir à la position de départ.

Avantages:

Améliore la conscience de l'alignement pelvien et encourage l'engagement du bas abdominal.

Vous apprend à initier des mouvements à partir du tronc.

2. Renfort abdominal

Instructions:

Tenez-vous droit, les pieds écartés à la largeur des hanches.

Inspirez profondément en élargissant vos poumons.

Pendant que vous expirez, tirez votre nombril vers votre colonne vertébrale et engagez votre tronc.

Maintenez l'engagement pendant que vous inspirez et expirez normalement.

Avantages:

Renforce les muscles profonds du tronc qui assurent la stabilité de la colonne vertébrale.

Enseigne le contrôle conscient de l'engagement central lors de différents schémas respiratoires.

3. Levées de jambes en décubitus dorsal

Instructions:

Allongez-vous sur le dos, les jambes étendues.

Inspirez pour vous préparer, puis expirez en soulevant une jambe du sol, en engageant vos muscles abdominaux inférieurs.

Inspirez pour baisser la jambe et expirez pour la relever à nouveau.

Changez de jambe et répétez le mouvement.

Avantages:

Cible les muscles abdominaux inférieurs tout en intégrant le contrôle de la respiration.

Améliore la coordination entre l'engagement du tronc et les mouvements contrôlés des jambes.

4. Robinets d'orteils Pilates

Instructions:

Allongez-vous sur le dos, les genoux pliés et les pieds levés.

Inspirez pour vous préparer, puis expirez en abaissant un pied vers le sol sans cambrer le dos.

Inspirez pour ramener le pied à la position de départ et expirez pour abaisser l'autre pied.

Continuez à alterner entre les pieds.

Avantages:

Se concentre sur le maintien de la stabilité du tronc tout en bougeant les jambes.

Intègre le contrôle de la respiration pour améliorer le contrôle et l'engagement.

5. Extension de jambe assise

Instructions:

Asseyez-vous sur le sol, les genoux pliés et les pieds à plat.

Inspirez profondément, puis expirez en soulevant un pied du sol, en étendant la jambe.

Inspirez pour baisser la jambe et expirez pour la relever à nouveau.

Changez de jambe et répétez le mouvement.

Avantages:

Engage les muscles abdominaux inférieurs et les fléchisseurs de la hanche.

Favorise la coordination de la respiration avec les mouvements des jambes.

6. Pilates Cent

Instructions:

Allongez-vous sur le dos, les genoux pliés et les pieds soulevés du sol.

Inspirez profondément, puis expirez en soulevant la tête, le cou et les épaules du sol.

Commencez à pomper vos bras de haut en bas tout en inspirant pendant cinq temps et en expirant pendant cinq temps.

Avantages:

Développe la force et l'endurance globales du tronc.

Nécessite un contrôle constant de la respiration pour maintenir le rythme du mouvement.

7. Pilates enroulable

Instructions:

Allongez-vous sur le dos, les bras tendus au-dessus de votre tête.

Inspirez pour vous préparer, puis expirez en engageant votre tronc et en roulant lentement, en atteignant vos orteils.

Inspirez par le haut, puis expirez en redescendant lentement vers le tapis.

Avantages:

Engage tout le noyau, en particulier le droit de l'abdomen.

Nécessite une coordination respiratoire contrôlée pour soutenir le mouvement.

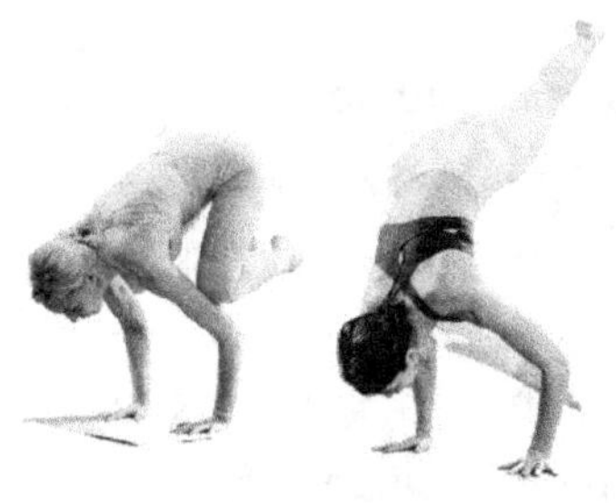

Jour 8-14

Planches murales et variations pour engager les muscles centraux

Les planches murales et leurs variantes sont des exercices efficaces pour solliciter les muscles centraux tout en fournissant un soutien à travers le mur.

1. Planche murale de base

Instructions:

Tenez-vous face au mur, à environ une longueur de bras.

Placez vos paumes sur le mur à hauteur d'épaules, écartées à la largeur des épaules.

Reculez vos pieds pour créer une ligne diagonale de la tête aux talons.

Engagez vos muscles centraux en gardant votre corps droit et parallèle au sol.

Maintenez cette position pendant 20 à 30 secondes tout en maintenant une respiration contrôlée.

Avantages:

Engage tout le noyau, y compris le droit de l'abdomen et l'abdomen transversal.

Renforce la force et la stabilité du haut du corps.

2. Planche murale avec robinets à épaulement

Instructions:

Supposons la position de base des planches murales.
Soulevez votre main droite du mur et tapotez votre épaule gauche.
Reposez votre main droite sur le mur et répétez avec la main gauche en tapotant l'épaule droite.
Continuez à alterner les tapes sur les épaules tout en maintenant une position de planche stable.

Avantages:

Introduit un élément d'instabilité, nécessitant un engagement accru du noyau dur.
Défie l'équilibre et la coordination.

3. Entraînements de genoux à planches murales

Instructions:

Commencez dans la position de base de la planche murale.
Soulevez votre genou droit vers votre poitrine tout en gardant vos hanches au niveau.
Remettez votre pied droit au sol et répétez avec le genou gauche.
Alternez les mouvements des genoux tout en conservant une planche solide.

Avantages:

Engage le cœur tout en incorporant un mouvement dynamique.

Cible les fléchisseurs de la hanche et les muscles abdominaux inférieurs.

4. Lève-pieds en planches murales

Instructions:

Commencez dans la position de base de la planche murale.

Soulevez votre jambe droite derrière vous en maintenant une ligne droite de la tête au talon.

Abaissez la jambe et répétez avec la jambe gauche.

Continuez à alterner les levées de jambes tout en gardant votre tronc engagé.

Avantages:

Défie la stabilité de base tout en ciblant les fessiers et les ischio-jambiers.

Améliore l'équilibre et le contrôle.

5. Planche latérale du mur

Instructions:

Tenez-vous latéralement au mur et placez votre avant-bras droit sur le mur, le coude sous l'épaule.

Reculez vos pieds pour créer une ligne diagonale avec votre corps.

Engagez votre tronc et soulevez vos hanches, créant une ligne droite de la tête aux talons.

Maintenez la position de la planche latérale pendant 20 à 30 secondes de chaque côté.

Avantages:

Cible les muscles obliques et latéraux du tronc.

Améliore la stabilité et la résistance d'un côté à l'autre.

6. Planche murale avec extension de jambe

Instructions:

Supposons la position de base des planches murales.

Soulevez votre jambe droite derrière vous, en l'étendant tout droit tout en engageant votre tronc.

Abaissez la jambe et répétez avec la jambe gauche.

Alternez les extensions de jambes tout en conservant la forme de la planche.

Avantages:

Engage les muscles centraux tout en stimulant la stabilité des hanches et du bas du dos.

Se concentre sur le renforcement des fessiers et des ischio-jambiers.

7. Planche murale avec creux de hanche alternés

Instructions:

Commencez dans la position de base de la planche murale.

Abaissez votre hanche droite vers le mur sans perdre l'alignement des planches.

Revenez à la position de départ et répétez avec la hanche gauche.

Continuez à alterner les creux de hanche tout en engageant votre tronc.

Avantages:

Engage les muscles obliques et latéraux du tronc.

Améliore le contrôle et la stabilité.

Levées de jambes et travail du bas abdominal.

Les levées de jambes et le travail du bas abdominal sont des entraînements qui ciblent principalement les muscles abdominaux inférieurs. Concentrez-vous sur le travail de vos abdominaux inférieurs et sur le maintien d'une forme appropriée pendant que vous effectuez ces entraînements.

1. Levée de jambe suspendue

Instructions:

Accrochez-vous à une barre de traction avec les bras complètement étendus.

Engagez votre tronc et soulevez vos jambes devant vous, en les gardant droites.

Abaissez lentement vos jambes sans vous balancer.

Avantages:

Cible les muscles abdominaux inférieurs et les fléchisseurs de la hanche.

Engage tout le noyau tout en stimulant la force de préhension.

2. Crunch inversé

Instructions:

Allongez-vous sur le dos, les genoux pliés et les pieds à plat sur le sol.

Soulevez vos jambes du sol et ramenez vos genoux vers votre poitrine.

Engagez vos abdominaux inférieurs pour soulever vos hanches du sol, en courbant votre bassin.

Abaissez vos hanches sans les reposer complètement sur le sol.

Avantages:

Se concentre sur les muscles abdominaux inférieurs.

Offre un mouvement plus contrôlé par rapport aux redressements assis traditionnels.

3. Levée de jambe sur le banc

Instructions:

Allongez-vous sur un banc, le dos plat et les jambes étendues hors du bord.

Gardez vos jambes jointes et soulevez-les vers le plafond, en engageant vos abdominaux inférieurs.

Abaissez vos jambes sans les laisser toucher le sol.

Avantages:

Isole efficacement les muscles abdominaux inférieurs.

Utilise le poids du corps pour fournir une résistance.

4. Levée de jambe allongée

Instructions:

Allongez-vous sur le dos, les jambes tendues et les bras le long du corps.

Soulevez vos jambes du sol tout en les gardant droites.

Engagez vos abdominaux inférieurs et soulevez légèrement vos hanches du sol.

Abaissez vos jambes et vos hanches sans toucher le sol.

Avantages:

Engage toute la région abdominale inférieure.

Améliore la flexibilité et le contrôle de la hanche.

5. Coups de pied en ciseaux

Instructions:

Allongez-vous sur le dos avec vos mains sous vos hanches pour vous soutenir.

Soulevez vos jambes du sol de quelques centimètres et alternez-les en les frappant de haut en bas dans un mouvement semblable à celui d'une paire de ciseaux.

Engagez vos abdominaux inférieurs pour maintenir un tronc stable.

Avantages:

Cible les muscles abdominaux inférieurs et les fléchisseurs de la hanche.

Améliore la coordination et l'endurance.

6. Coups de pied flottants

Instructions:

Allongez-vous sur le dos avec vos mains sous vos hanches.

Soulevez vos jambes du sol de quelques centimètres et alternez de petits coups de pied rapides de haut en bas.

Gardez votre cœur engagé pour stabiliser le bas de votre dos.

Avantages:

Se concentre sur les muscles abdominaux inférieurs et améliore l'endurance.

Nécessite un engagement constant du noyau pour la stabilité.

7. Cercles de jambes Pilates

Instructions:

Allongez-vous sur le dos, les bras le long du corps et les jambes étendues.

Soulevez une jambe du sol et effectuez des cercles contrôlés avec votre pied.

Inversez le sens des cercles après quelques répétitions.

Passez à l'autre jambe et répétez.

Avantages:

Engage les muscles abdominaux inférieurs et renforce les fléchisseurs de la hanche.

Améliore la mobilité et le contrôle des mouvements des jambes.

Torsades obliques pour sculpter la taille

Ces entraînements à torsion oblique sont fantastiques pour façonner et cibler votre tour de taille. En combinant régulièrement ces mouvements dans votre programme d'entraînement, vous pouvez développer des muscles obliques plus définis et obtenir une forme de sablier.

1. Rebondissements russes

Instructions:

Asseyez-vous sur le sol, les genoux pliés et les pieds à plat.

Penchez-vous légèrement en arrière, en gardant le dos droit et la poitrine relevée.

Tenez un poids ou un médecine-ball dans vos mains.

Tournez votre torse vers la droite, en ramenant le poids vers le sol, à côté de votre hanche.

Tournez vers la gauche en alternant les côtés à chaque tour.

Avantages:

Cible les muscles obliques et améliore la force de rotation.

Engage la stabilité et l'équilibre de base.

2. Bûcheron

Instructions:

Tenez-vous debout, les pieds écartés à la largeur des hanches, en tenant un poids ou un médecine-ball à deux mains.

Commencez avec le poids sur un côté de votre corps, près de votre hanche.

Faites pivoter votre torse et soulevez le poids en diagonale sur votre corps du côté opposé.

Faites pivoter votre pied arrière et engagez vos obliques.

Revenez à la position de départ et répétez de l'autre côté.

Avantages:

Se concentre sur les muscles obliques et améliore la puissance de rotation.

Défie la stabilité et la coordination fondamentales.

3. Crunchs à vélo

Instructions:

Allongez-vous sur le dos, les mains derrière la tête et les genoux levés.

Amenez votre coude droit vers votre genou gauche tout en étendant votre jambe droite.

Alternez les côtés, en pédalant sur vos jambes dans un mouvement de vélo tout en tournant votre torse.

Avantages:

Engage les obliques et le droit de l'abdomen.

Fournit un entraînement cardio et de base efficace.

4. Torsades de planches latérales

Instructions:

Commencez en position de planche latérale sur votre avant-bras droit, avec votre corps en ligne droite.

Atteignez votre bras gauche vers le plafond.

Faites pivoter votre torse en amenant votre bras gauche sous votre corps et en tapotant le sol.

Revenez à la position de départ et répétez la torsion.

Avantages:

Cible les muscles obliques et la stabilité latérale du tronc.

Améliore l'équilibre et la force du haut du corps.

5. Crunchs obliques debout

Instructions:

Tenez-vous debout, les pieds écartés à la largeur des hanches et les mains derrière la tête.

Pliez votre torse vers la droite en serrant votre oblique droite.

Revenez au centre et répétez le resserrement sur le côté gauche.

Avantages:

Il se concentre sur les muscles obliques et améliore la flexibilité latérale.

Intègre l'équilibre et l'engagement de base.

6. Grimpeurs de montagne tordus

Instructions:

Commencez en position de planche avec vos poignets sous vos épaules.

Amenez votre genou droit vers votre coude gauche tout en tournant votre torse.

Revenez à la position de planche et alternez les côtés à chaque poussée du genou.

Avantages:

Engage les muscles obliques tout en offrant un entraînement cardiovasculaire.

Améliore la coordination et la force de base.

7. Crunchs latéraux debout

Instructions:

Tenez-vous debout, les pieds écartés à la largeur des épaules et les mains derrière la tête.

Pliez votre torse vers la droite en soulevant votre genou gauche vers votre coude.

Répétez le resserrement sur le côté gauche.

Avantages:

Cible les muscles obliques et améliore la flexibilité latérale.

Encourage une bonne posture et un bon équilibre.

Jour 15-21

Ponts fessiers contre le mur

Ces exercices Wall Glute Bridge offrent un entraînement complet du bas du corps qui se concentre sur la puissance des muscles fessiers. En incluant ces exercices dans votre programme, vous augmentez non seulement la forme et la définition de vos fessiers, mais également la force et la stabilité totales du bas du corps.

1. Pont fessier mural de base

Instructions:
Allongez-vous sur le dos, les pieds à plat contre le mur et les genoux pliés.
Placez vos bras à vos côtés pour plus de stabilité.
Appuyez sur vos talons pour soulever vos hanches du sol, créant ainsi une ligne droite allant de vos épaules à vos genoux.
Serrez vos fessiers en haut, puis abaissez vos hanches.
Avantages:
Active et renforce les muscles fessiers.
Engage les muscles centraux pour la stabilité.

2. Pont fessier mural à une jambe

Instructions:
Commencez dans la position de base du pont fessier mural.
Étendez une jambe directement vers le plafond.
Appuyez sur le talon du pied au sol pour soulever vos hanches.

Abaissez vos hanches et changez de jambe.

Avantages:

Il se concentre sur un fessier à la fois, créant une correction du déséquilibre musculaire.

Augmente l'activation des fessiers et remet en question la stabilité.

3. Pont fessier mural avec abduction des jambes

Instructions:

Commencez dans la position de base du pont fessier mural.

Soulevez une jambe du sol et ouvrez-la sur le côté.

Appuyez sur le pied au sol pour soulever vos hanches.

Abaissez vos hanches et répétez de l'autre côté.

Avantages:

Active les fessiers et les muscles externes de la hanche.

Améliore la stabilité et la mobilité de la hanche.

4. Pont fessier mural avec marche

Instructions:

Commencez dans la position de base du pont fessier mural.

Soulevez un pied du sol et mettez-le en place tout en gardant vos hanches levées.

Alternez les jambes dans un mouvement de marche.

Avantages:

Engage les fessiers et remet en question la stabilité de base.

Améliore la coordination et l'équilibre.

5. Pont fessier mural avec pouls

Instructions:

Commencez dans la position de base du pont fessier mural.

Soulevez vos hanches et maintenez la position.

Pulsez légèrement vos hanches de haut en bas sans les abaisser complètement.

Avantages:

Augmente le temps sous tension dans les fessiers.

Améliore l'activation musculaire et l'endurance.

6. Pont fessier mural avec bande de résistance

Instructions:

Placez une bande de résistance autour de vos cuisses, juste au-dessus de vos genoux.

Commencez dans la position de base du pont fessier mural.

Appuyez vos genoux vers l'extérieur contre la bande de résistance pendant que vous soulevez vos hanches.

Avantages:

Cible les fessiers et les muscles latéraux de la hanche.

Ajoute de la résistance pour intensifier l'exercice.

7. Pont fessier mural avec position du talon surélevé

Instructions:

Allongez-vous sur le dos, les pieds à plat contre le mur et les talons surélevés sur une surface solide.

Commencez dans la position de base du pont fessier mural.

Soulevez vos hanches tout en appuyant sur vos talons.

Avantages:

Augmente l'activation des fessiers en mettant davantage l'accent sur les ischio-jambiers et les fessiers.

Engage toute la chaîne postérieure.

Squats muraux pour l'engagement des fessiers

Ces entraînements Wall Squat peuvent cibler et engager efficacement vos muscles fessiers, vous aidant ainsi à développer la force et la stabilité du bas du corps.

1. Squat mural de base

Instructions:

Tenez-vous dos au mur et les pieds écartés à la largeur des hanches.

Glissez le long du mur en position accroupie, en gardant vos genoux alignés avec vos chevilles.

Vos cuisses doivent être parallèles au sol.

Maintenez cette position pendant une durée déterminée tout en engageant vos fessiers.

Avantages:

Engage les muscles fessiers, les quadriceps et les ischio-jambiers.

Fournit une base pour l'activation des fessiers dans diverses variantes de squat.

2. Wall Squat avec Ball Squeeze

Instructions:

Placez un ballon d'exercice entre le bas de votre dos et le mur.

Effectuez un squat mural tout en serrant le ballon avec le bas du dos.

Glissez vers le bas en position accroupie, en maintenant la pression du ballon.

Avantages:

Se concentre sur l'engagement des fessiers tout en favorisant un bon alignement de la colonne vertébrale.

Améliore la stabilité du bas du corps et l'activation des fessiers.

3. Squat mural avec Pulse

Instructions:

Commencez dans la position de base du squat mural.

Abaissez-vous en position accroupie, puis pulsez légèrement de haut en bas dans une petite amplitude de mouvement.

Avantages:

Augmente le temps sous tension dans les fessiers.

Améliore l'activation et l'endurance des fessiers.

4. Squat mural avec extension de jambe

Instructions:

Commencez dans la position de base du squat au mur.

Lorsque vous vous levez du squat, étendez une jambe directement devant vous.

Abaissez votre jambe et répétez avec l'autre jambe.

Avantages:

Engage les fessiers, les quadriceps et les muscles centraux.

Améliore la stabilité de la hanche et défie l'équilibre.

5. Squat mural avec levée de talon

Instructions:

Tenez-vous dos au mur et les pieds écartés à la largeur des hanches.

Soulevez vos talons du sol, en arrivant sur la pointe de vos pieds.

Glissez le long du mur en position accroupie tout en maintenant le talon soulevé.

Maintenez la position accroupie avec les talons levés.

Avantages:

Augmente l'activation des muscles fessiers.

Ajoute un défi supplémentaire aux muscles des mollets et à la stabilité globale du bas du corps.

6. Squat mural avec bande de résistance

Instructions:

Placez une bande de résistance autour de vos cuisses, juste au-dessus de vos genoux.

Effectuez un squat mural tout en appuyant vos genoux vers l'extérieur contre la bande de résistance.

Avantages:

Se concentre sur l'engagement des fessiers tout en sollicitant les muscles latéraux de la hanche.

Améliore l'activation des fessiers et ajoute de la résistance à l'exercice.

7. Wall Squat avec genouillères

Instructions:

Commencez dans la position de base du squat mural.

Lorsque vous vous levez du squat, soulevez un genou vers votre poitrine.

Abaissez votre jambe et répétez avec l'autre genou.

Avantages:

Engage les fessiers, les quadriceps et les fléchisseurs de la hanche.

Intègre un mouvement dynamique et remet en question la stabilité de base.

Variations de fentes et isolation des fessiers

Vous pouvez cibler et améliorer efficacement vos muscles fessiers tout en travaillant d'autres muscles du bas du corps en incluant ces variantes de fentes et ces exercices d'isolation des fessiers dans votre programme. Maintenez une forme parfaite pendant les mouvements, engagez vos fessiers et augmentez progressivement l'intensité à mesure que vous vous améliorez.

1. Fente inversée

Instructions:
Commencez par vous tenir droit, les pieds écartés à la largeur des hanches.

Reculez votre pied droit et abaissez votre genou droit vers le sol.

Poussez sur votre talon gauche pour revenir à la position de départ.

Alternez les jambes pour chaque répétition.

Avantages:
Cible les fessiers, les ischio-jambiers et les quadriceps.

Améliorer l'équilibre et la coordination.

2. Fente de marche

Instructions:

Commencez par vous tenir droit, les pieds joints.

Faites un pas en avant avec votre pied droit et descendez en fente.

Poussez votre pied droit pour faire avancer votre pied gauche dans la fente suivante.

Continuez à marcher en alternant les jambes.

Avantages:

Engage les fessiers, les quadriceps et les ischio-jambiers.

Ajoute un élément dynamique aux fentes pour des bienfaits cardiovasculaires.

3. Fente de révérence

Instructions:

Commencez par vous tenir droit, les pieds écartés à la largeur des hanches.

Placez votre pied droit en diagonale derrière votre jambe gauche dans une position semblable à une révérence.

Abaissez votre corps en fente, en gardant votre poitrine levée.

Poussez sur votre talon gauche pour revenir à la position de départ.

Alternez les jambes à chaque répétition.

Avantages:

Cible les fessiers, l'intérieur des cuisses et l'extérieur des hanches.

Ajoute de la variété aux fentes traditionnelles.

4. Fente latérale

Instructions:

Commencez par vous tenir droit, les pieds joints.

Mettez votre pied droit sur le côté et abaissez-vous en fente, en gardant votre jambe gauche tendue.

Poussez sur votre talon droit pour revenir à la position de départ.

Alternez les côtés pour chaque répétition.

Avantages:

Engage les fessiers, l'intérieur des cuisses et les muscles adducteurs.

Améliore la mobilité latérale et l'équilibre.

5. Split Squat bulgare

Instructions:

Tenez-vous face à un banc ou à une surface surélevée.

Placez votre pied gauche sur le banc derrière vous.

Abaissez votre genou droit vers le sol en position de fente.

Poussez sur votre talon droit pour revenir à la position de départ.

Répétez sur une jambe avant de passer à l'autre.

Avantages:

Cible les fessiers, les quadriceps et les ischio-jambiers.

Augmente l'amplitude de mouvement et remet en question la stabilité.

6. Fente du pont fessier

Instructions:

Commencez en position pont fessier avec les hanches levées et les pieds à plat sur le sol.

Remettez votre pied droit en position de fente, en gardant vos hanches levées.

Poussez sur votre talon gauche pour revenir à la position du pont fessier.

Alternez les jambes à chaque répétition.

Avantages:

Engage les fessiers, les ischio-jambiers et les muscles centraux.

Combine le pont fessier et la fente pour un mouvement composé.

7. Saut en fente fractionné

Instructions:

Commencez en position de fente avec votre pied droit en avant et votre pied gauche en arrière.

Abaissez-vous dans une fente, puis sautez du sol de manière explosive.

Changez la position de vos jambes dans les airs et atterrissez doucement avec votre pied gauche vers l'avant.

Descendez immédiatement en fente de l'autre côté et répétez le saut.

Avantages:

Cible les fessiers, les quadriceps et l'endurance cardiovasculaire.

Ajoute un mouvement pliométrique pour une puissance explosive.

Jour 22-30

Rouleaux muraux Pilates pour le contrôle de base

Ces exercices utilisent le support du mur pour assurer un bon alignement et améliorer l'efficacité des mouvements.

1. Pilates mural de base déroulant

Instructions:

Tenez-vous dos au mur et les pieds écartés à la largeur des hanches.

Engagez votre tronc et commencez à rouler le long de votre colonne vertébrale, une vertèbre à la fois.

Continuez jusqu'à ce que votre dos soit à plat contre le mur et que vos bras descendent.

Remontez le long de la colonne vertébrale pour revenir à la position de départ.

Avantages:

Active et renforce tout le noyau.

Améliore la flexibilité de la colonne vertébrale et la conscience posturale.

2. Mur Pilates déroulant avec portée des bras

Instructions:

Commencez le déroulement de base contre le mur.

Une fois que votre dos est à plat contre le mur, tendez vos bras au-dessus de votre tête et appuyez-les contre le mur.

Continuez à reculer en maintenant la portée du bras jusqu'à ce que vous reveniez à la position de départ.

Avantages:

Engage les muscles du tronc et des épaules.

Améliore la flexibilité du haut du corps et la coordination du tronc.

3. Déroulement du Pilates mural avec levées de jambes

Instructions:

Effectuez le déroulement de base contre le mur.

Pendant que vous reculez, soulevez une jambe du sol et étendez-la vers l'avant.

Abaissez votre jambe pendant que vous terminez l'enroulement.

Alternez les jambes à chaque répétition.

Avantages:

Active les muscles centraux et remet en question l'équilibre.

Améliore la coordination entre le tronc et le bas du corps.

4. Pilates mural déroulant avec inclinaison des hanches

Instructions:

Commencez le déroulement de base contre le mur.

Une fois que votre dos est à plat contre le mur, engagez votre tronc et inclinez vos hanches vers le haut.

Maintenez l'inclinaison des hanches pendant que vous revenez à la position de départ.

Avantages:

Cible les muscles centraux, en particulier les abdominaux inférieurs.

Améliore la mobilité et la stabilité de la hanche.

5. Déroulement du mur Pilates avec rotation oblique

Instructions:

Commencez le déroulement de base contre le mur.

Pendant que vous reculez, faites pivoter votre torse vers la droite et tendez votre main droite vers votre genou droit.

Alternez les côtés à chaque répétition.

Avantages:

Engage les muscles obliques pour l'activation latérale du noyau.

Améliore la rotation de la colonne vertébrale et la coordination centrale.

6. Wall Pilates Roll-Down avec cercles de jambes

Instructions:

Effectuez le déroulement de base contre le mur.

Une fois que votre dos est à plat contre le mur, soulevez une jambe du sol et effectuez des cercles contrôlés avec votre pied.

Inversez le sens des cercles avant de baisser la jambe et de terminer l'enroulement.

Alternez les jambes à chaque répétition.

Avantages:

Active les muscles centraux et améliore la mobilité des hanches.

Défie la coordination et le contrôle des mouvements des jambes.

7. Wall Pilates Roll-Down avec extensions de bras et de jambes

Instructions:

Commencez le déroulement de base contre le mur.

Une fois que votre dos est à plat contre le mur, étendez un bras au-dessus de votre tête et la jambe opposée vers l'avant.

Maintenez la position étendue pendant que vous reculez et revenez à la position de départ.

Alternez les côtés à chaque répétition.

Avantages:

Engage les muscles centraux et défie l'équilibre.

Améliore la coordination entre le haut et le bas du corps.

Planches latérales murales pour engagement oblique

Ces entraînements de planches latérales assistées par mur peuvent cibler et engager efficacement vos muscles obliques tout en améliorant la stabilité et le contrôle généraux du tronc. Utiliser le mur comme support vous aide à vous concentrer sur la bonne forme et l'alignement.

1. Planche latérale de base assistée par mur

Instructions:

Allongez-vous sur le côté, les jambes étendues et votre coude directement sous votre épaule.

Placez vos pieds contre le mur pour vous soutenir.

Soulevez vos hanches du sol en créant une ligne droite allant de votre tête à vos talons.

Engagez vos obliques et maintenez la position.

Répétez de l'autre côté.

Avantages:

Cible les muscles obliques et la stabilité latérale du tronc.

Améliore la stabilité des épaules et des hanches.

2. Planche latérale à assistance murale avec levage des jambes

Instructions:

Commencez dans la position de base de la planche latérale assistée par le mur.

Soulevez votre jambe supérieure de la jambe inférieure tout en gardant l'équilibre.

Maintenez la position en engageant vos obliques.

Abaissez votre jambe et répétez de l'autre côté.

Avantages:

Se concentre sur l'activation oblique et remet en question l'équilibre.

Améliore la coordination entre le tronc et le bas du corps.

3. Planche latérale assistée par mur avec portée de bras

Instructions:

Commencez dans la position de base de la planche latérale assistée par le mur.

Étendez votre bras supérieur au-dessus de votre tête, en direction du mur.

Engagez vos obliques pour maintenir la stabilité.

Abaissez votre bras et répétez de l'autre côté.

Avantages:

Cible les muscles obliques et l'engagement du haut du corps.

Améliore la flexibilité latérale et le contrôle du noyau.

4. Planche latérale assistée par mur avec trempette de hanche

Instructions:

Commencez dans la position de base de la planche latérale assistée par le mur.

Abaissez légèrement vos hanches vers le sol, puis soulevez-les.

Concentrez-vous sur l'engagement de vos obliques tout au long du mouvement.

Répétez les creux de hanche tout en maintenant la position de la planche latérale.

Avantages:

Cible les muscles obliques et la stabilité latérale du tronc.

Ajoute un mouvement dynamique à l'exercice de planche latérale.

5. Planche latérale assistée par mur avec repli du genou

Instructions:

Commencez dans la position de base de la planche latérale assistée par le mur.

Pliez votre genou supérieur et ramenez-le vers votre poitrine.

Étendez votre jambe tout en maintenant la position de la planche latérale.

Répétez les genoux tout en engageant vos obliques.

Avantages:

Se concentre sur l'activation oblique et la mobilité de la hanche.

Défis l'équilibre et la coordination de base.

6. Planche latérale assistée par mur avec balancement des jambes

Instructions:

Commencez dans la position de base de la planche latérale assistée par le mur.

Soulevez votre jambe supérieure de la jambe inférieure et faites-la pivoter vers l'avant et vers l'arrière.

Engagez vos obliques pour contrôler le mouvement.

Répétez les balancements des jambes tout en maintenant la position de la planche latérale.

Avantages:

Cible les muscles obliques et remet en question la stabilité latérale.

Améliore le contrôle et la coordination des mouvements des jambes.

7. Planche latérale à assistance murale avec bras fileté

Instructions:

Commencez dans la position de base de la planche latérale assistée par le mur.

Enfilez votre bras supérieur sous votre corps, en direction du mur du côté opposé.

Engagez vos obliques pour maintenir la stabilité.

Remettez votre bras à la position de départ et répétez de l'autre côté.

Avantages:

Se concentre sur l'activation oblique et la rotation vertébrale.

Améliore la mobilité et le contrôle en position de planche latérale.

Teaser Pilates assisté au mur pour un défi complet du corps

L'intégration de ces exercices de Pilates Teaser assistés par mur dans votre pratique constitue un défi pour tout le corps qui se concentre sur la force, la flexibilité et le contrôle.

1. Teaser de base du Pilates assisté par mur

Instructions:

Allongez-vous sur le dos, les jambes étendues contre le mur et les bras au-dessus de votre tête.

Engagez votre tronc et roulez le long de votre colonne vertébrale, en soulevant votre tête, votre cou et vos épaules du sol.

Soulevez simultanément vos jambes du mur, créant ainsi une position en forme de V avec votre corps.

Maintenez la position teaser pendant quelques secondes, puis redescendez lentement.

Avantages:

Engage les muscles centraux et défie la flexion de la colonne vertébrale.

Améliore la coordination du haut et du bas du corps.

2. Teaser Pilates assisté au mur avec cercles de jambes

Instructions:

Commencez dans la position de base du teaser assisté par le mur.

Tout en tenant le teaser, faites des cercles contrôlés avec vos jambes.

Inversez la direction des cercles et continuez à faire le tour des jambes.

Avantages:

Se concentre sur la stabilité du tronc et la mobilité des hanches.

Défie la coordination et le contrôle des mouvements des jambes.

3. Teaser Pilates assisté au mur avec portée des bras

Instructions:

Commencez dans la position de base du teaser assisté par le mur.

Tout en tenant le teaser, tendez vos bras au-dessus de votre tête, puis vers l'avant.

Alternez entre atteindre le dessus et l'avant tout en conservant la position de teaser.

Avantages:

Cible les muscles centraux et améliore l'engagement du haut du corps.

Améliore la flexibilité et la coordination du haut du corps.

4. Teaser Pilates assisté au mur avec Twist

Instructions:

Commencez dans la position de base du teaser assisté par le mur.

Tout en tenant le teaser, tournez votre torse d'un côté et tendez votre main opposée vers le pied.

Revenez au centre et répétez la torsion de l'autre côté.

Avantages:

Se concentre sur la rotation du noyau et l'engagement oblique.

Améliore la flexibilité de la colonne vertébrale et le contrôle latéral.

5. Teaser Pilates assisté au mur avec levées de hanches

Instructions:

Allongez-vous sur le dos, les jambes étendues contre le mur et les bras au-dessus de votre tête.

Soulevez votre tête, votre cou et vos épaules du sol et maintenez la position teaser.

Soulevez vos hanches du sol en créant une ligne droite de votre tête à vos pieds.

Abaissez vos hanches, puis abaissez le haut de votre corps.

Avantages:

Engage les muscles centraux, y compris les abdominaux et les fléchisseurs de la hanche.

Défie la stabilité et l'articulation de la colonne vertébrale.

6. Teaser Pilates à assistance murale avec jambes en ciseaux

Instructions:

Commencez dans la position de base du teaser assisté par le mur.

Tout en tenant le teaser, croisez une jambe sur l'autre puis changez de position croisée.

Continuez à ciseaux les jambes tout en maintenant le teaser.

Avantages:

Cible les muscles centraux et met à l'épreuve la coordination des jambes.

Améliore la flexibilité et l'équilibre du bas du corps.

7. Teaser Pilates à assistance murale avec extension des bras et des jambes

Instructions:

Commencez dans la position de base du teaser assisté par le mur.

Tout en tenant le teaser, étendez un bras au-dessus de votre tête et la jambe opposée vers l'avant.

Revenez à la position teaser, puis étendez l'autre bras et la jambe.

Alternez les côtés à chaque répétition.

Avantages:

Se concentre sur la stabilité centrale et l'engagement de tout le corps.

Améliore la coordination entre le haut et le bas du corps.

Incorporer des exercices plus complexes

L'intégration de ces exercices complexes dans votre programme d'entraînement peut créer un entraînement complet ciblant de nombreux groupes musculaires et éléments de condition physique. Ces entraînements améliorent la force, la stabilité, la flexibilité et la forme cardiovasculaire de tout le corps.

1. Planche vers le bas, chien vers le haut

Instructions:

Commencez en position de planche avec vos mains directement sous vos épaules.

Soulevez vos hanches vers le haut et remettez-les en position de chien vers le bas.

À partir du chien vers le bas, abaissez votre corps en position de pompes.

Repoussez vers le chien descendant, puis revenez à la planche.

Répétez la séquence.

Avantages:

Engage le tronc, les épaules, la poitrine et les ischio-jambiers.

Améliore le haut du corps et la force du tronc.

2. Accroupissez-vous pour passer au-dessus de votre tête, appuyez pour vous lever

Instructions:

Tenez un haltère ou un poids à hauteur d'épaule.

Effectuez un squat tout en tenant le poids.

Lorsque vous vous levez, appuyez sur le poids au-dessus de votre tête.

Abaissez le poids à la hauteur des épaules et répétez le squat.

Avantages:

Cible les jambes, les épaules et le tronc.

Combine la force du bas du corps et du haut du corps.

3. Fente avec flexion des biceps et presse à épaules

Instructions:

Tenez des haltères à vos côtés.

Mettez-vous en position de fente tout en enroulant les haltères vers vos épaules.

Poussez le pied avant et soulevez les haltères au-dessus de votre tête dans une presse à épaules.

Abaissez les haltères sur les côtés et répétez la fente.

Avantages:

Engage les jambes, les biceps et les épaules.

Combine les mouvements du bas du corps et du haut du corps.

4. Twist russe avec levée de jambe

Instructions:

Asseyez-vous sur le sol, les genoux pliés et les pieds décollés du sol.

Tenez un poids ou un médecine-ball à deux mains.

Faites pivoter votre torse d'un côté tout en soulevant vos jambes du sol.

Abaissez vos jambes pendant que vous vous tournez de l'autre côté.

Avantages:

Cible les obliques, les fléchisseurs du tronc et de la hanche.

Défie l'équilibre et la coordination.

5. Planche avec repli du genou et rotation

Instructions:

Commencez en position de planche sur vos mains.

Amenez votre genou droit vers votre coude gauche lors d'une replie du genou.

Étendez votre jambe droite vers l'arrière et soulevez votre bras droit en faisant pivoter votre torse.

Revenez à la planche et répétez de l'autre côté.

Avantages:

Engage le tronc, les épaules et les obliques.

Améliore la stabilité du noyau et la force de rotation.

6. Propulseur de squat avec genoux hauts

Instructions:

Tenez des haltères à vos épaules.

Effectuez un squat, puis explosez et appuyez sur les haltères au-dessus de votre tête.

Abaissez les haltères jusqu'à vos épaules et effectuez immédiatement des genoux hauts.

Avantages:

Cible les jambes, les épaules et la forme cardiovasculaire.

Combine force et mouvements cardiovasculaires.

7. Bear Crawl avec Push-Up

Instructions:

Commencez dans une position de rampement d'ours avec vos genoux au-dessus du sol.

Rampez vers l'avant en déplaçant la main et le pied opposés.

Arrêtez-vous et effectuez une pompe.

Continuez à ramper et à ajouter des pompes.

Avantages:

Engage le tronc, les épaules, la poitrine et les triceps.

Défie le haut du corps et la force de base.

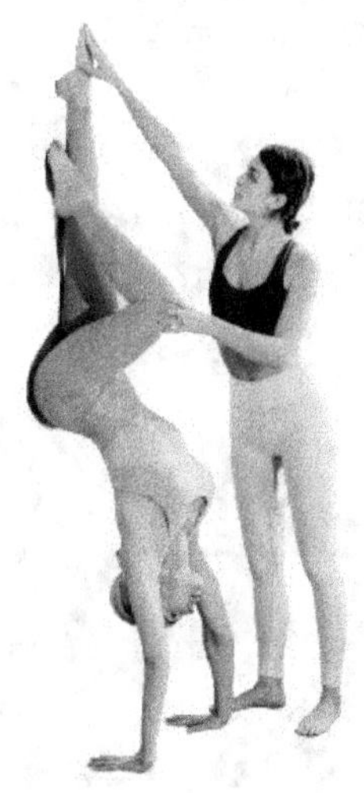

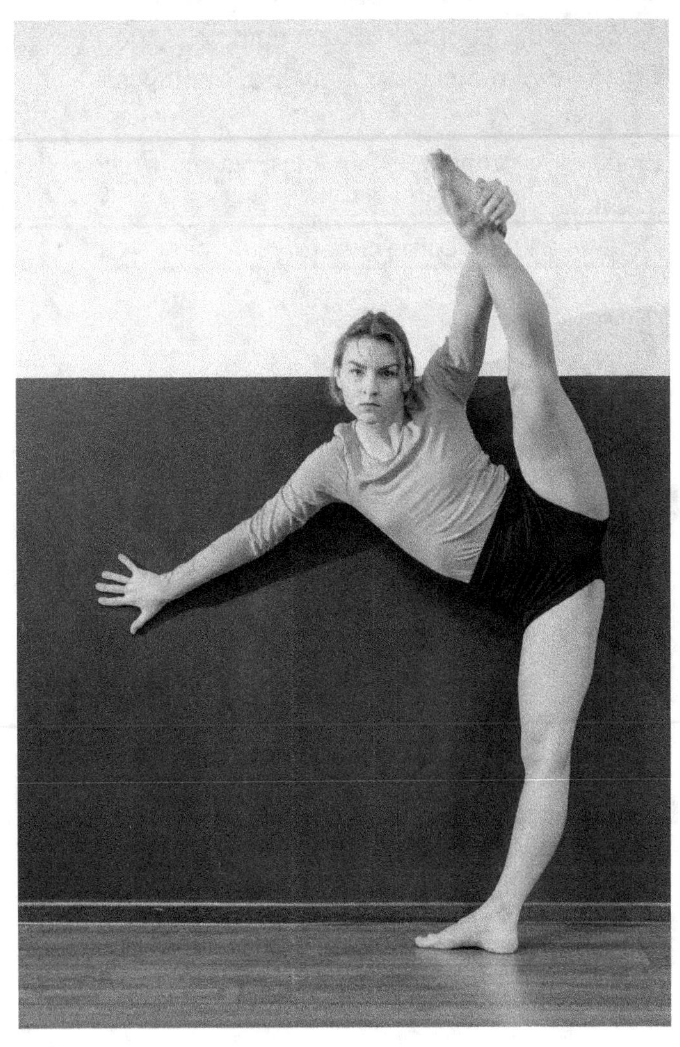

Chapitre 4 : Maintenir vos progrès

Maintenir vos progrès tout au long d'un défi de remise en forme est essentiel pour atteindre vos objectifs et maintenir les résultats pour lesquels vous avez travaillé si dur. Voici une description complète de la manière de poursuivre votre progression tout au long du défi :

1. Cohérence : Maintenir le développement nécessite de la cohérence. Maintenez le programme de remise en forme et l'horaire que vous avez développés pendant le défi. Continuez à faire les exercices, respectez le régime et évitez de manquer les entraînements.

2. Progression progressive : Au fur et à mesure que vous gagnez de l'expérience avec les entraînements et les routines du défi, essayez d'augmenter progressivement l'intensité, la durée ou la résistance. Cette évolution permet d'éviter les plateaux et garantit la poursuite de la croissance.

3. Alimentation : Adoptez une alimentation saine et équilibrée qui vous aidera à atteindre vos objectifs de remise en forme. Mangez des repas complets, des protéines maigres, des glucides complexes et des graisses saines. L'hydratation est également importante pour la guérison et la santé générale.

4. Récupération et repos : Il est essentiel de bien récupérer afin d'éviter l'épuisement professionnel et les blessures. Dormez suffisamment, prévoyez des jours de repos et envisagez des exercices comme des étirements, du yoga ou des promenades légères les jours de repos.

5. Suivi des progrès : Continuez à documenter vos progrès en collectant des mesures, en prenant des photos et en tenant un journal d'entraînement. Voir vos progrès au fil du temps peut être motivant et vous garder sur la bonne voie.

6. Modifications : À mesure que votre niveau de forme physique augmente, vous remarquerez peut-être que certains entraînements deviennent plus simples à réaliser. Pour que la tâche reste nouvelle et exigeante, pensez à ajouter des variantes ou des progressions.

7. Adopter de nouveaux objectifs : Après avoir relevé le défi initial, adoptez de nouveaux objectifs de remise en forme pour poursuivre votre chemin. Ces objectifs peuvent inclure le gain de force, d'endurance, de flexibilité ou l'apprentissage de mouvements plus complexes.

8. Intégration du style de vie : Mettez en œuvre les pratiques saines que vous avez apprises lors du défi dans votre routine habituelle. Maintenir un programme d'exercice régulier, faire des choix alimentaires conscients et gérer le stress en sont autant d'exemples.

9. État d'esprit et motivation : Rappelez-vous pourquoi vous avez lancé le défi pour rester motivé.

Célébrez vos réalisations et réfléchissez au chemin parcouru.

10. diversité et plaisir : Incluez de la diversité dans vos entraînements pour éviter l'ennui et rester engagé. Expérimentez de nouveaux exercices, cours ou activités de plein air qui vous intéressent.

Fixer des attentes réalistes

Reconnaissez votre point de départ : Reconnaissez que chacun commence à un niveau de forme physique différent. Soyez honnête avec vous-même sur vos compétences et vos limites existantes. Cela permet d'éviter la déception et le découragement.

Progrès progressifs : Même si le défi de 30 jours vise à produire des effets visibles, gardez à l'esprit que les améliorations prennent du temps. Attendez-vous à voir des progrès progressifs tout au long du défi et au-delà.

Concentrez-vous sur les victoires sans échelle : Bien que les changements physiques soient cruciaux, concentrez-vous sur des réussites non liées à l'échelle, comme plus d'énergie, une meilleure attitude, une meilleure posture et une conscience corporelle accrue.

Variabilité individuelle : Le corps de chaque personne réagit différemment à l'exercice et à la nourriture. Votre aventure sera unique en son genre.

Évitez de comparer vos propres progrès à ceux des autres.

Des plateaux sont attendus : Les progrès ne sont pas toujours linéaires. Il peut y avoir des moments où vous ne remarquerez pas de grands changements. Les plateaux font naturellement partie du processus et peuvent être surmontés avec persévérance et patience.

Facteurs liés au mode de vie : Reconnaissez que la génétique, le sommeil, le stress et l'alimentation jouent tous un rôle dans vos résultats. Apportez des modifications à tout le corps pour vous aider dans votre quête de remise en forme.

Gérer les attentes

Établissez des mini-objectifs : Divisez vos principaux objectifs en étapes plus petites. Célébrez chaque réalisation sur la route, qu'il s'agisse de terminer une activité difficile ou d'observer une plus grande endurance.

Ajuster selon les besoins : Si vous estimez qu'une activité ou une partie du défi est trop difficile ou ne produit pas les résultats escomptés, n'ayez pas peur de la modifier ou de vous adapter. Faites attention à votre corps.

Prends soin de toi: Les aventures de remise en forme sont pleines de hauts et de bas. Soyez compréhensif si vous sautez un exercice ou subissez un revers. Les discours intérieurs négatifs doivent être évités.

Acceptez le progrès, pas la perfection : La perfection est inaccessible. Concentrez-vous sur l'amélioration et assistez constamment à vos exercices.

Perspective à long terme : Le défi de 30 jours est un bon point de départ. Considérez cela comme un pas vers un mode de vie meilleur et plus actif.

Examiner vos progrès

Comparez côte à côte : Placez les photos avant et après les unes à côté des autres lorsque vous comparez des photos. Notez les différences dans la définition musculaire, la posture et l'apparence générale.

Les mesures doivent être analysées : Examinez vos mesures et notez toute différence en pouces ou en centimètres.

Célébrez les réalisations : Célébrez tous les bons développements, aussi mineurs soient-ils. Chaque pas en avant est un pas de plus vers vos objectifs.

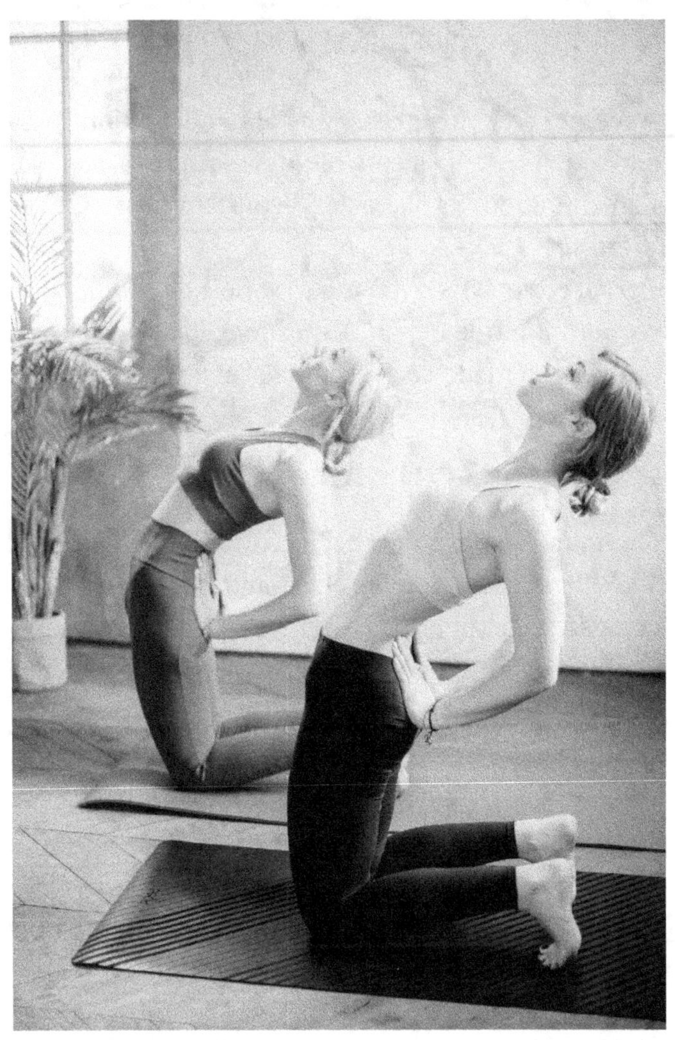

Chapitre 5 : Nutrition et soins personnels

Importance d'une alimentation équilibrée

L'équilibre nutritionnel est essentiel à la santé et au bien-être général. Cela signifie manger une gamme de repas riches en nutriments en quantités adaptées aux besoins de votre corps. Voici une discussion plus approfondie sur l'importance d'une alimentation équilibrée :

1. Fournit des nutriments essentiels : Une alimentation bien équilibrée garantit que votre corps obtient les nutriments dont il a besoin pour un fonctionnement optimal. Les glucides, les protéines, les lipides, les vitamines, les minéraux et l'eau sont des exemples de nutrition. Chaque vitamine a un objectif spécifique dans le corps, comme la production d'énergie, le soutien du système immunitaire et la réparation cellulaire.

2. Maintient les niveaux d'énergie : Les glucides constituent la principale source d'énergie du corps. Une alimentation bien équilibrée et riche en glucides complexes fournit une énergie constante tout au long de la journée, évitant les pertes d'énergie et la fatigue. Il aide également à réguler la glycémie, ce qui est essentiel au maintien d'un niveau d'énergie et d'une humeur constants.

3. Aides au développement et à la guérison : Les protéines sont nécessaires au développement, à la guérison et à l'entretien des tissus. Ils servent de base aux muscles, aux os, à la peau et à d'autres structures biologiques. Une consommation adéquate de protéines stimule la croissance musculaire et aide l'organisme à réparer les cellules endommagées.

4. Améliore la fonction cérébrale : Une alimentation saine favorise les fonctions cognitives et le bien-être mental. Les acides gras oméga-3, que l'on peut trouver dans les poissons gras, les noix et les graines de lin, ont été associés à une meilleure santé cérébrale, à une meilleure mémoire et à une meilleure concentration. Une consommation adéquate de vitamines et de minéraux contribue également au maintien des fonctions cognitives.

5. Booster du système immunitaire : Une alimentation bien équilibrée, riche en vitamines, minéraux et antioxydants favorise un système immunitaire sain. Les vitamines C, D, le zinc et les antioxydants aident le corps à combattre les infections et les maladies, améliorant ainsi la santé générale.

6. Maintenir un poids santé : Une alimentation bien équilibrée aide à contrôler le poids. La consommation d'une variété d'aliments riches en nutriments aide à réguler l'appétit et évite de trop manger. Cela peut également aider à maintenir un équilibre sain entre les calories consommées et les calories brûlées grâce à l'exercice physique.

7. Favorise la santé des os : Le calcium, la vitamine D, le magnésium et d'autres minéraux sont essentiels à la santé des os. Une alimentation bien équilibrée et riche en nutriments essentiels contribue au maintien d'os solides et à la prévention de troubles tels que l'ostéoporose.

8. Favorise la santé digestive : Une alimentation riche en fibres, en grains entiers, en fruits, en légumes et en légumineuses, favorise la santé digestive. Les fibres favorisent la régularité des selles, évitent la constipation et contribuent au maintien d'un microbiote intestinal sain.

9. Réduit le risque de maladies chroniques : Une alimentation saine est associée à un risque moindre de maladies chroniques telles que les maladies cardiaques, le diabète et certaines tumeurs malignes. Les régimes riches en nutriments offrent une protection et aident à gérer les facteurs de risque tels que l'hypertension artérielle, le taux de cholestérol et l'inflammation.

10. Améliore la santé de la peau : Les vitamines A, C et E, ainsi que les antioxydants, contribuent toutes à une peau saine. Une alimentation équilibrée et riche en nutriments essentiels favorise la souplesse de la peau, prévient le vieillissement prématuré et favorise un teint clair.

Intégrer les soins personnels à votre parcours de remise en forme

Afin de maintenir une approche globale de la santé et du bien-être, vous devez intégrer les soins personnels à votre programme d'exercice. Prendre soin de soi implique de donner la priorité aux activités et aux comportements qui améliorent le bien-être physique, mental et émotionnel. Voici un guide étape par étape pour intégrer les soins personnels à votre parcours de remise en forme :

1. **Action consciente :** Lorsque vous faites de l'exercice, faites attention à ce que ressent votre corps à chaque action. Concentrez-vous sur votre respiration, votre posture et vos sentiments. Cela améliore non seulement votre plaisir d'entraînement, mais réduit également vos risques de blessures.

2. **Entraînements équilibrés :** Pour éviter le surmenage et l'épuisement professionnel, intégrez une variété d'activités d'aérobic, de musculation, de flexibilité et de restauration à vos entraînements. Un programme bien équilibré réduit la tension physique et favorise la forme physique globale.

3. **Rituels de récupération :** Faites des journées de récupération une priorité en pratiquant des activités telles que des étirements, des rouleaux de mousse,

du yoga ou des marches modérées. Ces rituels contribuent à la réduction des tensions musculaires, à la promotion de la flexibilité et à l'amélioration de la relaxation générale.

4. Repos adéquat : Assurez-vous de dormir suffisamment pour favoriser votre récupération et votre santé générale. La restauration musculaire, l'équilibre hormonal et la fonction cognitive bénéficient tous d'un sommeil suffisant.

5. Alimentation nutritionnelle : Fournissez à votre corps des repas riches en nutriments qui stimulent l'énergie, l'immunité et la récupération. Évitez les régimes restrictifs en faisant attention aux signes de faim et de satiété de votre corps.

6. Habitudes d'hydratation : Boireassez d'eau tout au long de la journée pour améliorer les performances physiques, la fonction cognitive et la santé générale. Buvez beaucoup d'eau, surtout avant, pendant et après l'entraînement.

7. Réduction du stress : Incluez des méthodes de réduction du stress telles que la méditation, la respiration profonde ou des exercices de pleine conscience. La gestion du stress favorise le bien-être émotionnel et réduit les effets néfastes d'un stress prolongé sur le corps.

8. Joie active : Participez à des activités physiques que vous aimez vraiment, comme la danse, la randonnée, la natation ou le sport. Trouver du plaisir dans le mouvement favorise une attitude saine envers la forme physique.

9. Discours intérieur compatissant : Remplacez l'autocritique par la compassion. Reconnaissez vos efforts et vos réalisations pour favoriser une attitude positive. Éviterse concentrer entièrement sur des objectifs esthétiques.

10. Fixez-vous des objectifs réalistes : Fixez-vous des objectifs d'exercice réalistes et adaptés à votre style de vie et à vos goûts. Célébrez les petites victoires tout au long de la route et reconnaissez vos progrès.

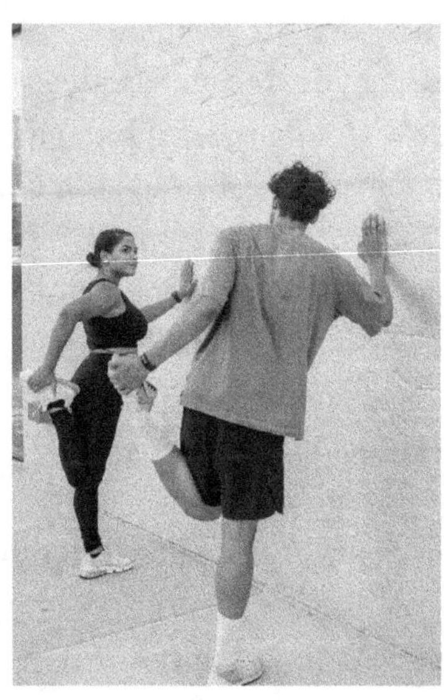

Conclusion

Vous avez choisi la voie révolutionnaire des « Entraînements Pilates muraux pour femmes : le défi de sculpture corporelle de 30 jours » pour devenir une version plus forte, plus saine et plus puissante de vous-même. Vous avez utilisé le pouvoir du mouvement pour façonner non seulement votre physique, mais également votre confiance et votre force intérieure à travers chaque chapitre, entraînement et moment de dévotion.

N'oubliez pas que la substance même de ce voyage ne réside pas seulement dans les améliorations physiques que vous avez constatées, mais également dans la résilience, le dynamisme et les soins personnels accrus que vous avez développés. Votre dévouement envers vous-même, votre bien-être et vos objectifs a été inébranlable, et les résultats témoignent du potentiel extraordinaire que vous possédez.

Vous disposez désormais des compétences et des informations nécessaires pour continuer à façonner votre corps, à nourrir votre esprit et à nourrir votre esprit au-delà des pages de ce livre. Que vous soyez confronté à de nouveaux problèmes, que vous établissiez de nouveaux objectifs ou que vous essayiez simplement de rester sur la bonne voie, laissez cette expérience vous rappeler que votre corps est votre atout le plus important et qu'il mérite d'être aimé, soigné et respecté.

Acceptez le pouvoir que vous avez découvert, la confiance que vous avez inculquée et le lien que vous avez créé entre votre corps et votre esprit. N'oubliez pas que vous êtes le créateur de votre propre chef-d'œuvre et que chaque jour est l'occasion de continuer à polir et à sculpter la merveilleuse œuvre d'art qui vous ressemble de manière unique, magnifique et passionnée.

Félicitations pour avoir terminé avec succès les « Entraînements muraux Pilates pour femmes : le défi de sculpture corporelle de 30 jours ». Que votre avenir soit rempli de progrès continus, d'une santé saine et d'une découverte de soi sans fin. Votre aventure ne fait que commencer et les possibilités sont illimitées. Place à une vie dynamisée par le mouvement, alimentée par la force et définie par une foi inébranlable en vos propres capacités.

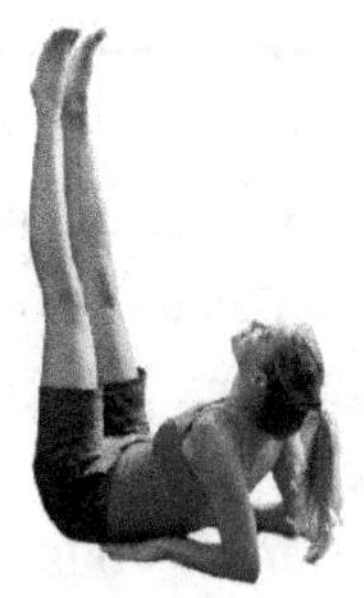

Planificateur d'entraînement spécial

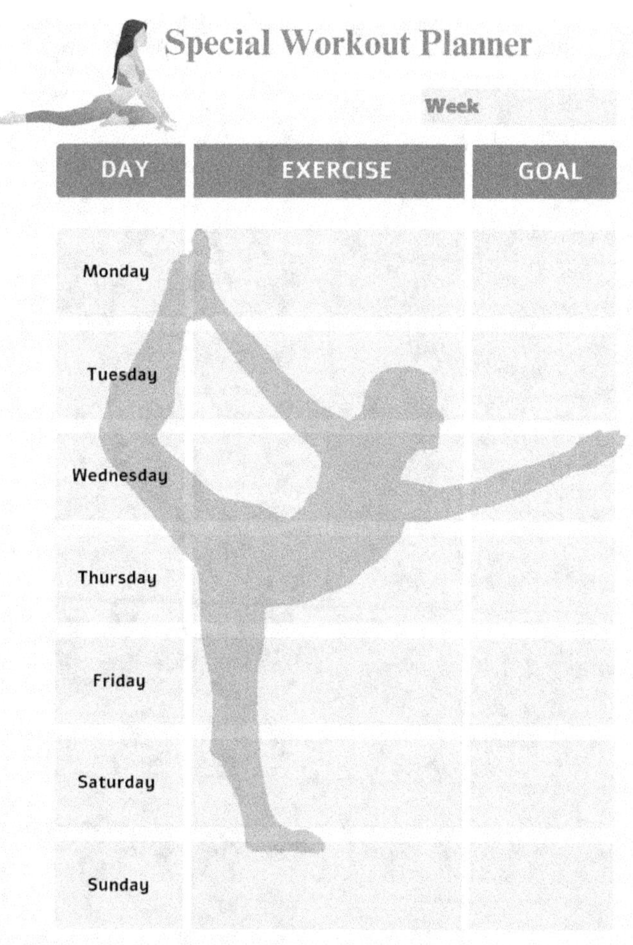

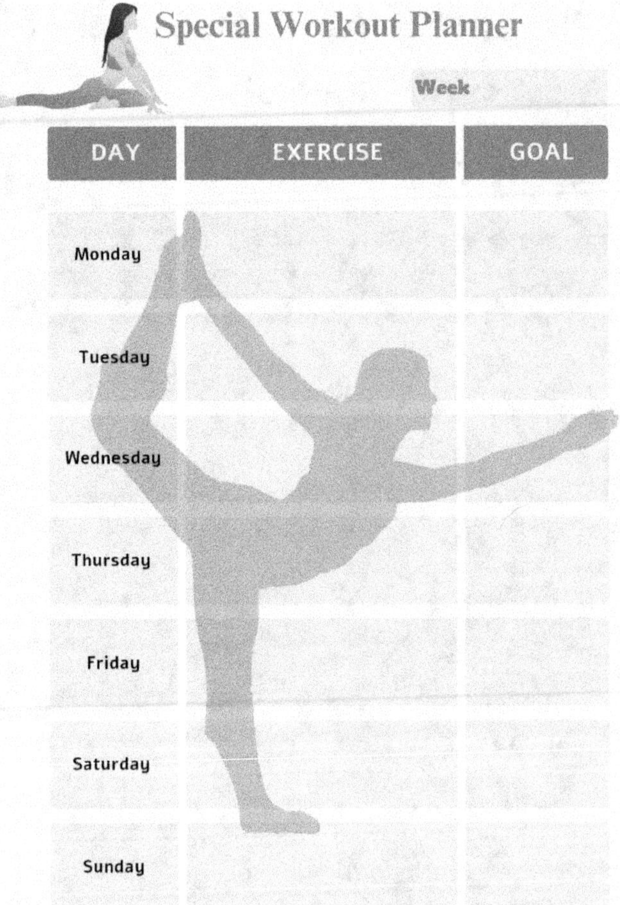

Special Workout Planner
Week
DAY
EXERCISE
GOAL
Monday
Tuesday
Wednesday
Thursday
Friday
Saturday
Sunday

Special Workout Planner

Week

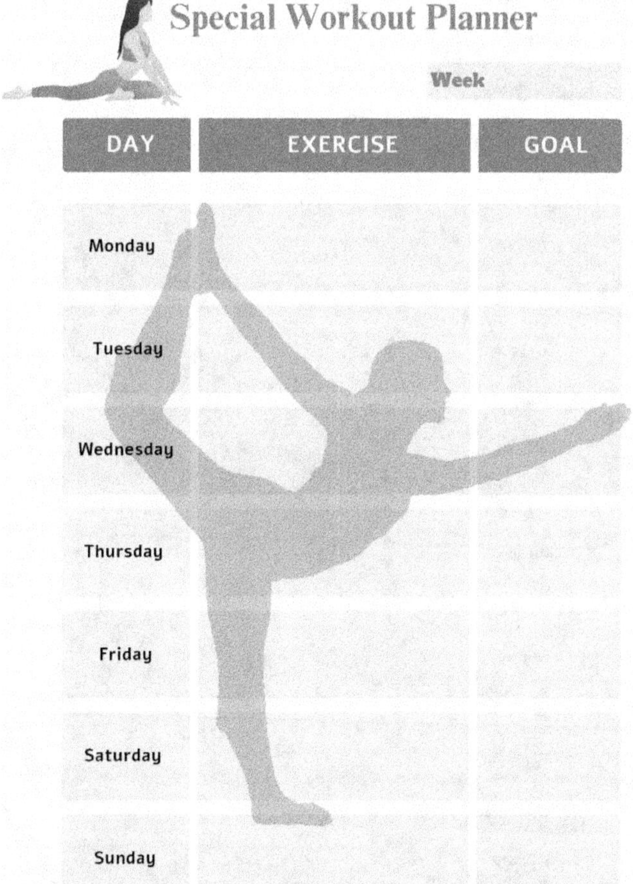

DAY	EXERCISE	GOAL
Monday		
Tuesday		
Wednesday		
Thursday		
Friday		
Saturday		
Sunday		

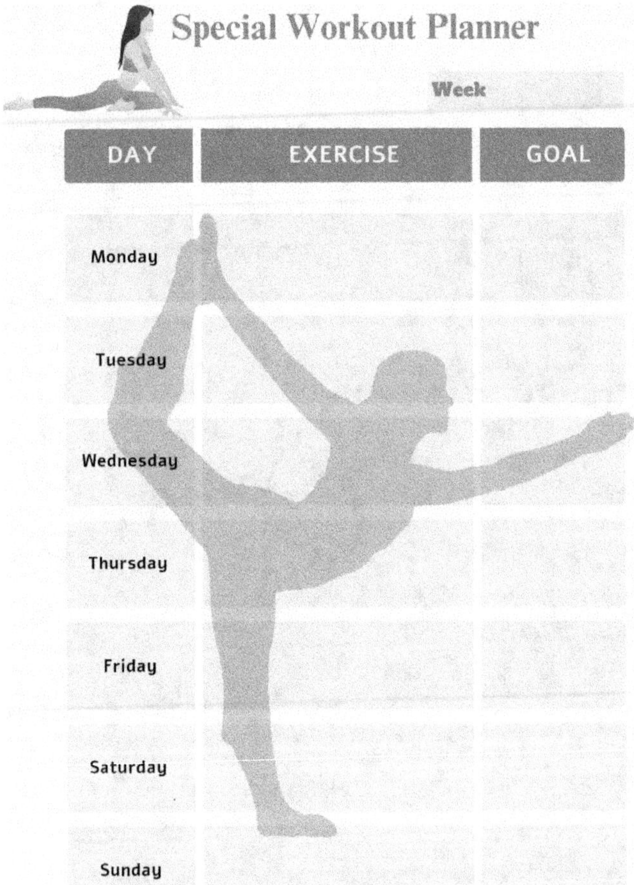

DAY	EXERCISE	GOAL
Monday		
Tuesday		
Wednesday		
Thursday		
Friday		
Saturday		
Sunday		